AF240012

LES
DEVOIRS DU MÉDECIN CHRÉTIEN

DISCOURS

PRONONCÉ

LE 29 JUIN 1889

A LA

FÊTE PATRONALE DE LA FACULTÉ CATHOLIQUE DE MÉDECINE

DE LILLE

PAR

M. le chanoine HENRI DIDIO

VICE-RECTEUR

LILLE

IMPRIMERIE DE J. LEFORT

1889

LES

DEVOIRS DU MÉDECIN CHRÉTIEN

Labora ut bonus miles Christi Jesu.
Travaillez comme un bon soldat du Christ
Jésus. (II. TIM. II 3)

MONSEIGNEUR (1),

MESSIEURS,

C'est le propre de la religion chrétienne de relever et d'ennoblir toutes les conditions de la terre, en montrant aux riches comme aux pauvres, aux savants comme aux illettrés que la grandeur morale de l'homme consiste, avant tout, dans le fidèle accomplissement des devoirs que la Providence nous impose, suivant la vocation particulière où elle nous a placés, *unusquisque in quâ vocatione vocatus est.*

A l'encontre du monde qui n'apprécie que les actions d'éclat, et qui n'a d'éloges que pour le succès, l'Évangile nous apprend qu'il n'y a pas d'emploi ici-bas qui ne puisse devenir pour nous un moyen d'atteindre à la perfection, et que, en dépit de tous les revers, l'existence la plus belle, la plus méritoire aux yeux du Seigneur est celle où l'âme chrétienne aura rempli, avec la plus grande générosité, la sainte et adorable volonté de son Dieu.

(1) Mgr Baunard, recteur des Facultés catholiques, présidait la solennité.

Je voudrais, Messieurs, profiter de la belle fête qui nous rassemble autour des saints autels pour vous rappeler et mettre en lumière quelques-uns des devoirs que votre profession vous impose.

Mes conseils auront peut-être le tort de ressembler à ceux que mes fonctions m'obligent de donner souvent à nos chers Étudiants : ils n'en seront qu'une preuve de plus de l'affectueux intérêt que je leur porte, et du désir qui m'anime de les voir devenir tous des médecins chrétiens, et travailler, selon la parole de l'Apôtre, comme de vaillants soldats du Christ Jésus : *Labora ut bonus miles Christi Jesu.*

I

Que la science soit nécessaire au médecin, qu'en négligeant de l'acquérir il compromette non seulement sa dignité, mais qu'il trahisse encore son devoir et foule aux pieds la responsabilité qui lui incombe à l'égard du malade, c'est là une vérité, Messieurs, qu'il suffit d'énoncer pour que tout homme d'intelligence et de cœur la comprenne. Sans doute, c'est Dieu, avant tout, qui est le maître de la vie et de la mort, c'est de sa volonté sainte et non de la science humaine que dépendent toutes les existences terrestres, et c'est au médecin qu'on peut adresser cette parole qu'un saint Père écrivait un jour à un Souverain-Pontife : *non curationem sed curam*, c'est moins la guérison que la sollicitude à la procurer que le Seigneur exige de vous. Mais tout en se réservant de couronner ou non le travail de l'homme, Dieu veut que nous fassions tous nos efforts pour réussir comme si le succès dépendait uniquement de nous, et la mesure de notre mérite et de notre démérite devant Lui sera la mesure même de l'application ou de la négligence que nous aurons apportée à l'accomplissement de la tâche qu'il nous a confiée.

Travaillez donc, mes jeunes amis, avec une sainte ardeur à acquérir les connaissances qui vous seront nécessaires pour être à la hauteur de votre belle mission. Au lieu de perdre les années de votre jeunesse dans l'enivrement des plaisirs qui dégradent et avilissent, rendez-les fécondes et fructueuses pour l'avenir par l'emploi sage et réglé de votre temps, par la plus grande assiduité à suivre les savantes leçons des maîtres éminents qui vous dirigent dans vos études.

Pénétrez-vous bien des principes de leur enseignement si chrétien, si conforme aux prescriptions du Chef et Père de notre Université pontificale. Nous vivons — vous ne l'ignorez pas — à une époque où une prétendue science veut se passer des lumières de la foi, rejette les décisions de l'Église, et proclame avec un cynisme odieux que le corps de l'homme n'est plus l'œuvre de Dieu, le temple de l'Esprit-Saint, le futur compagnon de l'âme dans les splendeurs du ciel, mais le produit de je ne sais quelle fantastique évolution, auquel il est permis, sans crainte des châtiments éternels, de donner la plus grande somme de jouissances ici-bas, et qui n'a rien à attendre au delà de la tombe que le néant.

Erreurs grossières et fatales, Messieurs, auxquelles la médecine surtout, par ses rapports plus intimes avec le corps humain, est exposée ; doctrines désespérantes, qui amèneraient tôt ou tard le découronnement des intelligences et la ruine de la vraie science elle-même. Car, quand une intelligence rejette la grande idée de l'infini, qu'elle n'aspire plus à s'élancer au delà du contingent et du créé pour arriver à l'incréé et à l'absolu, elle s'amoindrit, elle se découronne elle-même ; et lorsqu'une science ne peut s'occuper que des phénomènes sensibles, sans remonter des effets aux causes et des causes secondes à la cause première, elle renonce elle-même à tout élan, à toute élévation.

Pour fermer toujours, Messieurs, votre intelligence à de pareilles doctrines, pour ne jamais vous laisser aveugler par de pareilles erreurs, suivez l'exemple d'un des plus illustres savants contemporains, qui faisait présider la piété à tous ses travaux intellectuels, et qui a consigné dans son journal ces admirables paroles :

« Travaille, dit-il dans une de ses méditations qu'il
» avait coutume d'écrire, travaille en esprit d'oraison.
» Étudie les choses de ce monde, c'est le devoir de ton
» état ; mais ne les regarde que d'un œil : que ton autre
» œil soit constamment fixé par la Lumière éternelle.
» Écoute les savants, mais ne les écoute que d'une oreille :
» que l'autre soit toujours prête à recevoir les doux accents
» de la voix de ton ami céleste. N'écris que d'une main :
» de l'autre, tiens-toi au vêtement de Dieu comme un enfant
» se tient au vêtement de son père. Sans cette précau-
» tion, tu te briserais infailliblement la tête contre une
» pierre (1). »

(1) Journal et correspondance de A. M. Ampère.

II

La science est une grande et merveilleuse chose; mais est-elle le tout du médecin? Poser une pareille question, Messieurs, devant un auditoire comme le vôtre, c'est l'avoir résolue; car nul de vous n'ignore que si l'intelligence a été faite pour connaitre, le cœur a été créé pour aimer; que l'homme s'honore moins par ce qu'il sait que par ce qu'il aime, et qu'un acte de charité chrétienne pèsera plus dans la balance de la justice divine que tous les trésors de la science. Ecoutez d'ailleurs les paroles de notre divin Maitre : « Vous aimerez le prochain comme vous-même.... » Ce que vous aurez fait au dernier des miens, je le consi- » dérerai comme fait à moi-même.... En vérité, je vous le » dis, un verre d'eau donné en mon nom ne restera pas » sans récompense. » Si donc, Messieurs, le Seigneur se déclare soulagé, guéri dans la personne du plus petit, du plus pauvre, du plus délaissé des siens; s'il promet de tenir compte dans son royaume de tout ce qui sera fait par amour pour lui, quelle dignité, quelle charité, quel dévouement le médecin chrétien ne doit-il pas apporter dans l'exercice de sa profession, quels mérites ne peut-il pas acquérir en soignant ses malades au nom de son divin Maitre! Oui, Messieurs, j'aime à les répéter ces paroles que je prononçais dans une autre enceinte, parce qu'elles sont l'expression sincère du désir qui m'anime de vous voir tous devenir des médecins chrétiens dans toute l'accepta- tion de ce mot : à la hauteur sereine où la foi et la charité chrétienne élèvent le médecin, sa profession n'est plus un métier qu'il exerce, mais une mission qu'il remplit ; le malade n'est plus un étranger ou un indifférent qu'il soigne, mais un frère en Jésus-Christ, auquel il prodigue toute l'affectueuse tendresse de la charité chrétienne ; le corps n'est plus cette chair fragile uniquement destinée à la corruption du tombeau, mais, comme le disait Tertullien, elle est l'œuvre même des mains de Dieu, l'objet de son industrie, l'enveloppe de son souffle, l'héritière de sa libéralité, la prêtresse de sa religion, le soldat de sa foi, la sœur du Christ !

Aussi voyez avec quel dévouement généreux le médecin chrétien s'acquitte de sa noble et délicate mission d'éteindre ou de calmer la souffrance, mission qu'un ancien déjà proclamait une œuvre divine *divinum opus sedare dolorem.* Persuadé que tout secours vient du ciel, il priera le Sauveur Jésus, qui, dans le courant de sa vie mortelle, a guéri tant d'infirmités, d'être la lumière de son intelligence dans les cas douteux et difficiles, de diriger sa main dans les opérations douloureuses qu'exige le pauvre corps humain condamné à la souffrance depuis la chute de nos premiers parents. Tout entier à ses malades, il ne ménagera pour eux aucune peine, il n'épargnera aucune fatigue ; pour eux il passera par-dessus tous les dégoûts, toutes les répugnances de la nature ; rien ne lui coûtera, rien ne l'arrêtera, car la charité du Christ rend léger ce qui est pesant, et doux ce qui est amer ; et, s'il le faut, il succombera, victime et martyr de son devoir, comme le soldat meurt au poste d'honneur que la patrie lui a confié, car l'amour du devoir, accepté chrétiennement, est fort, lui aussi, comme la mort, *fortis ut mors dilectio.*

Mais cette dignité, ce dévouement, cet héroïsme que Dieu demande du médecin chrétien, seront surtout votre partage, si, pendant vos années d'étude, vous avez la noble habitude de vous respecter vous-même, de vous plier aux exigences de votre règlement, de triompher des entraînements d'une nature inclinée au mal. La pureté et l'intégrité de la vie sont la meilleure garantie de l'honneur professionnel, et celui-là saura toujours le mieux se dévouer et s'immoler pour les autres qui, dès la jeunesse, a su sacrifier ses désirs et ses passions au devoir, mettre l'honneur au-dessus du plaisir, et puiser dans le respect de lui-même le respect de tout ce qui est pur, noble et sacré. Elevez-vous donc, Messieurs, élevez-vous sans cesse par le travail et la conduite ; pour cela, soyez religieux ; je m'explique mal qu'on s'élève quand aucun lien ne vous rattache au ciel.

Homme de travail et de foi, le médecin chrétien doit aussi être un homme de zèle : c'est ce que je vous demande encore la permission d'établir dans ce discours.

III

Assurément, Messieurs, le médecin n'a pas charge d'âmes au même titre que le prêtre, et c'est à ce dernier surtout, qui est « le ministre du Christ et le dispensateur des mystères de Dieu, » qu'il appartient de faire respecter les droits de son Roi céleste, de veiller aux intérêts de sa gloire, de la prêcher à toute créature, de la propager et de l'étendre dans tout l'univers. Mais du moment que l'Écriture sainte nous déclare que le Seigneur a recommandé à chacun de nous le salut de son frère, *mandavit unicuique de proximo suo;* du moment que la foi nous enseigne que la perte de l'âme est le plus irréparable des malheurs; du moment que notre sainte Mère l'Église, qui a les paroles de la vie éternelle, nous presse, nous supplie, en ce moment surtout, d'user de tout notre ascendant pour extirper le règne de l'erreur et faire briller les rayons de l'éternelle vérité, le médecin pourrait-il encore prétendre au titre de chrétien, de fils dévoué de l'Église, si, uniquement préoccupé du corps, il ne songeait pas aussi à l'âme du malade, et ne profitait pas des circonstances multiples que la divine Providence lui ménage pour étendre le règne du Christ sur les intelligences et les cœurs? Eh quoi! Messieurs, laissez-moi vous le dire avec toute la liberté de mon saint ministère : ce malade a vécu en dehors de tout sentiment religieux, il touche au seuil de l'éternité, et il ne serait pas du devoir du médecin de le prévenir, ou du moins les membres de sa famille, de faire appeler le prêtre, à ce moment suprême, afin qu'il aide le mourant à mettre ordre aux affaires de sa conscience, et à se réconcilier avec Celui qui va être son juge? Cette famille dont vous avez conquis toutes les sympathies par le noble accomplissement de vos devoirs professionnels, vit en hostilité ouverte avec Dieu; elle ne connaît de l'Église que les calomnies que ses ennemis répandent contre elle, et vous n'useriez pas de votre influence pour dissiper un préjugé, détruire une erreur, rapprocher les cœurs de Celui qui est la voie, la vérité et la vie? Ces villages, ces hameaux que vous visitez

si souvent, ont perdu entièrement le sens des idées chré-
tiennes : des ennemis de Dieu, ceux que le Sauveur Jésus
aurait stigmatisés du nom de faux docteurs, qui cherchent
partout à éteindre la lumière de la foi dans les âmes, sont
parvenus à endormir si complètement les pauvres ignorants
sur leurs vrais intérêts, « qu'ils ne voient qu'images heu-
» reuses, que rêves dorés et pleins de charmes, tandis
» qu'on leur ampute leur religion, leur foi, leur honneur, et
» qu'on les dépouille de leurs plus riches valeurs. » La
voix de leur pasteur a été impuissante jusqu'à présent pour
les réveiller : et vous ne vous joindriez pas à lui pour les
tirer de leur sommeil, de leur *anesthésie* spirituelle, pour
leur dire avec l'Apôtre : *Surge qui dormis, et exsurge a*
mortuis, et illuminabit te Christus !

Non, Messieurs, celui-là n'est pas un vrai chrétien,
combien moins un apôtre, qui n'a aucune ardeur, aucun
élan généreux pour les intérêts de Dieu, qui n'use pas de
tous les moyens qu'il a sous la main pour faire en sorte que
le nom de Dieu soit sanctifié, que son règne arrive, et que
les hommes accomplissent sa volonté adorable comme les
anges et les saints l'accomplissent au ciel.

Messieurs, je n'ai accompli qu'en partie la tâche que je
m'étais imposée, je n'ai pu qu'effleurer les conseils que je
voulais vous donner. Mais votre sympathique et religieuse
attention me prouve que j'ai été compris de vous, et que
votre intelligence et votre cœur compléteront et achèveront
ce discours. Oui, chacun de vous tiendra à honneur de rem-
plir fidèlement tous les devoirs que Dieu impose au médecin
chrétien, et il combattra dans l'armée du Christ sans fai-

blesse et sans découragement. Et comment, Messieurs, se décourager, quand on a sous les yeux un spectacle comme celui que vous présentez en ce moment, quand on voit avec quel dévouement, avec quel zèle des maîtres éminents se dépensent pour initier leurs étudiants à la connaissance de leur art, et avec quelle docilité, quel empressement ceux-ci s'efforcent de suivre leurs leçons, quand on songe aux bénédictions que Dieu répandra sur votre carrière pour vous récompenser des œuvres de piété que vous soutenez, étendant votre charité non seulement aux malades que vous soulagez, mais aussi à ceux que vos soins intelligents et dévoués n'ont pu conserver à la vie, et qui, après leur mort, vous servent encore dans vos études (1). Ah! quelle soit donc bien bénie cette belle fête que vous célébrez aujourd'hui! Que sous les auspices de votre saint Patron vous sachiez toujours soigner chrétiennement les maladies physiques et morales de vos frères! Que les grandes et sublimes pensées de la foi, de la charité, vous soutiennent dans les labeurs de l'étude, vous fortifient dans la lutte contre vos passions, vous accompagnent auprès du lit de vos malades! Qu'elles vous rappellent surtout qu'un jour viendra où Jésus vous récompensera au centuple de tout le bien que vous leur aurez fait, où il vous introduira dans le royaume de son Père, en vous disant : *J'ai été malade, et vous m'avez visité. Infirmus fui et visitastis me.*

Ainsi soit-il.

(1) Les étudiants en médecine ont fait célébrer un *Obit* pour le repos de l'âme de tous les décédés dont les corps ont été pour eux un enseignement.

LILLE. — TYP. J. LEFORT. 1889.